DISSERTATION

N° 147.

SUR LE PROJET D'ÉTABLIR

UNE MAISON DE SANTÉ

DANS CHAQUE CANTON DE LA FRANCE,

ET SUR LES AVANTAGES QUI EN RÉSULTERAIENT POUR LES MALADES, LES PROGRÈS DE LA SCIENCE ET LA SOCIÉTÉ ENTIÈRE,

SUIVIE DE QUELQUES PROPOSITIONS DE MÉDECINE;

Présentée et soutenue à la Faculté de Médecine de Paris, le 27 juillet 1825, pour obtenir le grade de Docteur en médecine;

PAR JEAN-MAURICE FAIVRE, de Comberaillard, hameau de St.-Maurice, Département du Jura.

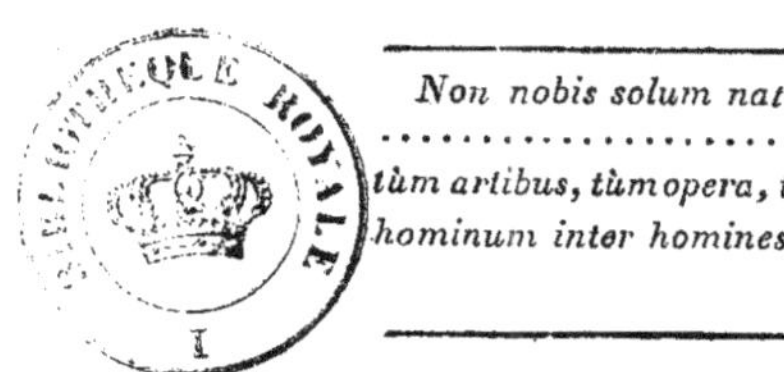

Non nobis solum nati sumus...............
....
tùm artibus, tùm opera, tùm facultatibus devincire hominum inter homines societatem.
De Offic.

A PARIS,

DE L'IMPRIMERIE DE DIDOT LE JEUNE,

Imprimeur de la Faculté de Médecine, rue des Maçons-Sorbonne, n° 13.

1825.

FACULTÉ DE MÉDECINE DE PARIS.

Professeurs.

Messieurs

LANDRÉ-BEAUVAIS, Doyen.
ALIBERT.
BERTIN, *Président.*
BOUGON.
BOYER.
CAYOL.
CLARION.
CRUVEILHIER.
DENEUX.
DESORMEAUX.
DUMÉRIL.
DUPUYTREN

Messieurs

FIZEAU, *Examinateur.*
FOUQUIER.
GUILBERT, *Examinateur.*
LAENNEC, *Examinateur.*
MARJOLIN.
ORFILA.
PELLETAN fils, *Suppléant.*
RÉCAMIER.
RICHERAND.
ROUX.
ROYER-COLLARD.

Professeurs honoraires.

CHAUSSIER.
DE JUSSIEU.
DES GENETTES.
DEYEUX.
DUBOIS.
LALLEMENT.

LEROUX.
MOREAU.
PELLETAN.
PINEL.
VAUQUELIN.

Agrégés en exercice.

Adelon.
Arvers.
Breschet.
Capuron.
Chomel.
Cloquet aîné.
Coutanceau.
De Lens.
Gaultier de Claubry.
Gérardin.
Guersent.
Jadioux, *Suppléant.*

Kergaradec.
Maisonnabe.
Moreau.
Murat.
Parent du Chatelet.
Pavet de Courteille.
Ratheau.
Richard, *Examinateur.*
Rullier.
Ségalas.
Serres, *Examinateur.*
Thévenot.

Par délibération du 9 décembre 1798, l'École a arrêté que les opinions émises dans les dissertations qui lui sont présentées, doivent être considérées comme propres à leurs auteurs, et qu'elle n'entend leur donner aucune approbation ni improbation.

AUX HOMMES DE BIEN.

O mon père, ô mon frère, que vos vertus ont placés dans les cieux ! et vous tous, mes chers parens, à qui je fais hommage de ce travail, vous aimez qu'à votre nom je joigne celui de vos amis !

J. M. FAIVRE.

DISSERTATION

SUR LE PROJET D'ÉTABLIR

UNE MAISON DE SANTÉ

DANS CHAQUE CANTON DE LA FRANCE,

ET SUR LES AVANTAGES QUI EN RÉSULTERAIENT POUR LES MALADES, LES PROGRÈS DE LA SCIENCE ET LA SOCIÉTÉ ENTIÈRE,

SUIVIE DE QUELQUES PROPOSITIONS DE MÉDECINE.

AVANT que les progrès de la civilisation eussent amené à leur suite les passions violentes et la cohorte des vices, on n'avait qu'un petit nombre de maladies à combattre, et la nature suffisait presque toujours pour les guérir.

Cependant déjà un grand nombre d'affections diverses affligeaient l'humanité, sans que l'on eût songé à créer des établissemens pour y recevoir la douleur. L'hospitalité, religieusement observée chez les anciens, la protection immédiate que les grands accordaient à de nombreux cliens, celle des maîtres envers leurs esclaves, et les distributions fréquentes de vivres et d'argent faites aux malheureux par les riches, prévenaient les besoins extrêmes, et rendaient inutiles les secours étrangers.

Cet état de choses, aussi heureux qu'il était raisonnable de le désirer, ne dura pas long-temps. Bientôt les hommes oublièrent le serment qu'ils avaient fait, en se formant en société, de se prêter un entier et mutuel secours. Pour satisfaire leurs plaisirs et leur vanité, ils n'eurent pas assez de leur fortune; on les vit sans pitié, employant tour à tour les vexations et les crimes, dépouiller le plus malheureux de son dernier denier, et montrer, dans toutes leurs actions les marques de la dégradation et du plus froid égoïsme. Heureusement dans tous les temps on rencontra des hommes debout au milieu de la corruption, et dont le zèle infatigable fut sans cesse occupé à diminuer le nombre des malheureux et à les secourir tous. Ces êtres précieux, témoins des maux qui désolent le monde, ne se contentent pas de montrer une stérile pitié, l'amour du bien les enflamme et leur fait élever un asile où l'infortuné va porter sa plainte et recevoir des consolations.

C'est ainsi que, dans le moyen âge, l'illustre Fabiola fut la première qui établit à Rome une maison de bienfaisance, où les pauvres et les malades recevaient de ses propres mains les soins les plus touchans. Une pareille générosité s'était déjà fait remarquer chez d'autres peuples; mais son exemple fut généralement suivi par toutes les nations, et bientôt chaque ville offrit un refuge à la misère.

Aujourd'hui nos maisons de charité laissent peu à désirer quant à leur nombre et à la manière dont elles sont dirigées. On voit même par le zèle qui préside à leur entretien que, si la civilisation anime quelques vices, elle ne laisse pas la vertu inactive dans le cœur de l'homme. Cependant j'espère ajouter à leurs avantages par l'extension que je donne aux établissemens à peu près du même genre que je propose, et surtout par la manière dont je les envisage.

L'établissement que je signale à l'attention des gens de bien portera le nom de *Temple de la santé* (1). Celui d'*hôpital*, d'*hospice*,

(1) On pourrait mieux encore lui donner celui de *Panthérapion*, venant de πάντα θεραπεύειν, et qui désignerait un lieu où l'on guérit toutes les maladies.

outre l'idée défavorable qu'on y attache, ne lui conviendrait pas, puisqu'il doit en différer sous des rapports essentiels.

Il y en aura un dans chaque canton de la France. Je ne m'arrêterai pas à décrire sa forme, son étendue ; il sera toujours facile de suivre un plan de construction accommodé aux localités et au nombre de malades. Je dirai seulement que l'on choisira le site le plus agréable et le plus avantageux possible. Un jeune bois s'élèvera dans son voisinage, et l'eau pure d'un ruisseau viendra d'un cours facile s'offrir à ses besoins. Non loin du bâtiment destiné aux malades, une maison simple et commode sera construite pour la demeure du médecin : il est inutile d'ajouter que le tout devra être entouré d'une muraille.

Les portes du temple de la santé seront ouvertes sans aucune rétribution au pauvre et à l'homme riche. Le spectacle d'une misère commune apprendra combien est faible la distinction que la fortune établit parmi les hommes ; tous deviendront meilleurs à cette école du malheur, le pauvre en supportant avec plus de courage la privation de ce qui lui manque, et le riche en s'enorgueillissant moins de ce qui ne fait pas le bonheur.

Deux médecins seulement pourront en faire le service le plus complet. On exigerait donc plus de qualités de ceux qui se destinent à l'exercice d'un art aussi difficile, puisqu'un nombre moindre que celui qui existe suffirait pour les besoins de la société. Il est pour ainsi dire seulement nécessaire de l'annoncer, quels immenses avantages ne résulteraient-ils pas d'un pareil établissement ! Les malades, par les soins d'un médecin dévoué et instruit, ayant à sa disposition tout ce qui peut seconder des efforts généreux, sortiraient bientôt guéris de cette heureuse piscine, et tous, en sortant, béniraient la main qui l'éleva.

Les gens de la campagne, dont le sort mérite toute l'attention de ceux qui n'ignorent pas que cette classe intéressante de la société répare et soutient l'espèce, en retireraient les avantages les plus vrais. En effet, leurs médecins sont en général les moins instruits, encore ne les font-ils pas appeler, soit qu'ils ne puissent payer des visites, souvent fort chères, soit qu'ils n'y aient pas confiance. Ils ont donc recours à plusieurs espèces de charlatans, mâles et femelles, qui leur vendent, *avec ou sans la permission de l'autorité*, une mort presque certaine, et souvent douloureuse. N'en doutons pas, la plupart meurent faute de soins convenables; et si quelques-uns paraissent avoir résisté à la maladie, ils conservent très-souvent un certain état pathologique qu'ils transmettent à leurs enfans; et de là naissent un grand nombre d'affections qui n'auraient jamais dû exister. Souvent aussi la bonne volonté et le savoir du médecin deviennent inutiles par la distance qui se trouve entre lui et le malade; quelquefois il ne peut le voir que tous les deux ou trois jours, lorsqu'il serait nécessaire de ne pas le quitter : il arrive même que, si son état exige de prompts secours, il lui devient impossible de les recevoir, puisque dans une heure il ne sera plus, et qu'il faut trois heures pour franchir l'espace où se trouve le breuvage qui doit lui sauver la vie, qui doit conserver un père à de pauvres et malheureux enfans!

Ce qui finit de rendre complètement inutiles les bienfaits de la médecine, parmi les habitans des campagnes, c'est leur pauvreté. J'en ai visité quelques-uns, et j'ai vu leur misère! Heureux celui qu'un tel spectacle n'est point venu contrister! mais malheur à qui voit sans pitié les maux de ses frères!

Un jour, parcourant les montagnes qui limitent la France du côté de la Suisse, je m'arrêtai sur le penchant d'une colline dont la vue dominait le petit village où je devais passer la nuit. Là, après avoir rassasié mon âme de la majesté des rochers qui m'environnaient, et du calme de la solitude qui régnait dans ces lieux, je m'endormis. Heureux celui qui s'est endormi pour la dernière fois!... Je ne sais combien de temps dura mon sommeil; mais déjà les corbeaux rassemblés cherchaient l'arbre le plus élevé de la forêt pour y passer la nuit; déjà le hibou appelait d'une voix lugubre les ombres qui doivent le guider à travers le désert, lorsque je fus éveillé par la marche précipitée et les sanglots d'un jeune homme de quinze ans.

Je lui demandai : Pourquoi pleurez-vous ? Ma question, faite un peu vivement, l'effraya ; au lieu de me répondre, je le vis fuir plus vite. Cependant, désirant le consoler s'il m'était possible, je le suivis, et l'appelant plusieurs fois, il s'arrêta enfin. Je sus bientôt qu'il allait à deux lieues de là chercher un médecin pour son père souffrant d'une colique violente ; il m'apprit son nom, me montra sa maison un peu sur la droite du village que nous avions sous les yeux. Satisfait, je laissai ce bon fils poursuivre sa route, en l'engageant toutefois à ne pas perdre courage. J'espérai diminuer sa peine en lui disant que j'étais médecin et que j'allais voir son père ; en effet, il me remercia d'un air de plaisir et voulut m'accompagner, mais je m'y opposai, ne comptant pas assez sur mon savoir pour me rendre en quelque sorte responsable de la vie d'un homme qui peut-être l'aurait conservée par les soins de celui que l'on allait chercher. Seul, je me hâtai donc de descendre la côte, et j'arrivai bientôt sans aucun embarras à la demeure de cet infortuné.

En entrant, je saluai quatre jeunes enfans, les uns immobiles, les autres pleurant, et une femme âgée qui donnait des soins à un homme de quarante-cinq ans environ, étendu sur un lit et en proie aux plus violentes douleurs. « Vous souffrez, mon ami », lui dis-je en l'approchant ; je n'avais pas besoin, pour le savoir, du *oui* qu'il prononça douloureusement ; sa figure décomposée et les distortions que la violence du mal imprimait à tout son corps me l'indiquaient assez. Des cardialgies, des vomissemens, et de vives douleurs en faisaient un être de pitié. Je l'examinai attentivement, et n'ayant trouvé aucune trace de dérangement dans les viscères, ne soupçonnant nullement que ces effets fussent dus à une substance vénéneuse, je n'hésitai pas à regarder la maladie comme un choléra-morbus. Cette opinion se fortifia dans mon esprit lorsque sa mère m'eut dit qu'il avait bu les jours précédens une assez grande quantité d'eau-de-vie, et que depuis huit jours il travaillait dans un lieu exposé aux ardeurs d'un violent soleil.

On trouve toujours dans toutes ces familles quelques plantes médicamenteuses, non pour eux, mais pour leurs animaux. Un sentiment qu'il faut regarder comme généreux, quoiqu'il ne soit pas raisonné chez eux, les conduit à prendre les plus grands soins de leur troupeau, dont la perte s'étendrait sur toute la famille, tandis que l'un d'eux venant à mourir, il n'arriverait souvent d'autre mal que celui de diminuer la charge des autres, et un bonheur pour celui qui meurt.

Je lui fis donner un peu d'eau panée, en attendant que j'eusse préparé une tisane de mauve, dont il but en assez grande quantité. Cette boisson, quelques bains internes et des fomentations émollientes sur l'abdomen diminuèrent sensiblement les vomissemens et la cardialgie; cependant des maux de tête et les autres symptômes, encore très-violens, me déterminèrent à lui faire prendre un bain de pieds aussi chaud que possible. Ce remède fut heureux; car d'autres secours que je me proposais de lui administrer devinrent inutiles par la cessation de tous les accidens qui pouvaient faire craindre pour sa vie. L'emploi de ces moyens simples, continués pendant quelque temps, réussit parfaitement. Ce calme heureux qui succède à une violente attaque et précède la convalescence me fit annoncer avec assurance que le danger était entièrement dissipé. Aussitôt je vis renaître la sérénité sur le front de cette bonne mère, qui jusque-là avait été dans une crainte mortelle sur le sort de son fils. Les enfans reprirent leurs jeux, et tout était tranquille, lorsque l'aîné de la famille, que j'avais rencontré sur la colline, entra précipitamment en disant : *Mon père !* Plus prompts que nous, ses frères et ses sœurs n'eurent qu'une voix pour crier, *il est guéri*... Ce ton de vérité, de plaisir avec lequel ces enfans prononcèrent *il est guéri*, et qui exprimait si bien la bonté de leur cœur, me pénétra. « Oui, les hommes sont l'ouvrage d'un Dieu ; il les a faits bons, m'écriai-je ; nos institutions seules les ont corrompus; elles étouffent ce germe précieux de toutes les vertus qu'il a placées dans leur âme... » Je n'avais pas encore achevé cette réflexion, que déjà le jeune homme s'était jeté dans les bras de son père; sa bonne mère l'avait embrassé; et, réuni à ses frères, on les voyait tous ensemble chercher par leurs caresses à faire passer dans leurs âmes l'expression du bonheur qu'ils éprouvaient. Ce moment fut délicieux. Le père parlait peu, mais son sourire rassurait tout le monde; il était bien; son abattement, en effet, ne dura pas long-temps; il fut bientôt en état de parler librement, et même de se lever un instant pour que l'on remît sous le drap la paille qui formait tout son lit, et qui avait été dérangée par les mouvemens que la violence du mal lui avait fait faire.

Le médecin que l'on était allé chercher ne devait arriver de campagne que le lendemain assez tard, ce qui rendait douteux s'il pourrait même venir ce jour-là auprès du malade; mais heureusement il était guéri, et le matin on le fit remercier. « On pourrait se dispenser de le contre-mander, dit le malade d'une voix encore faible, il ne visite pas les pauvres; aujourd'hui même il ne serait pas venu me voir, si je ne l'avais payé d'avance; du reste, ajouta-t-il, c'est un excellent médecin, un très-brave homme. » Ces dernières paroles, que, dans une bouche moins simple, j'aurais prises pour l'expression d'une censure énergique de ce qui existe aujourd'hui, m'engagèrent à lui dire qu'il se trompait en prenant ce médecin pour un honnête homme; que le premier des devoirs était d'être humain; que sans humanité il n'y avait pas de vertus. Pendant que la mère faisait le souper à ses enfans, nous continuâmes notre entretien. J'appris que ces pauvres gens, malgré un travail opiniâtre de tous les jours du matin au soir, ne vivaient qu'avec une extrême difficulté. Leur sol ingrat ne produit que de l'orge ou de l'avoine, et pas seulement assez pour leur fournir le pain. Dans tous ces terrains arides des montagnes du Jura, chaque particulier possède une, deux, trois, quelquefois un plus grand nombre de vaches; ils en réunissent le lait pour fabriquer le fromage de Gruyère, que l'on mange dans toute la France. Chaque vache peut leur rapporter cinquante francs; c'est avec cela qu'ils sont obligés d'acheter le grain qui leur manque, le sel, les habits pour se vêtir, de payer leurs contributions, etc. On peut présumer qu'il ne leur reste rien du tout lorsqu'ils ont ainsi placé le peu d'argent dont ils disposent. Aussi leur infortune est complète dès qu'une cause quelconque les oblige à suspendre leurs travaux, ou les prive d'une partie de leurs animaux.

La mère avait trempé un gros pain d'orge d'une soupe blanche dans autant d'écuelles que nous étions de personnes, lorsqu'elle nous invita à nous mettre à table. Aucun ne se fit prier; une petite fille récita le *benedicite*, et tous prirent une cuillère de bois, et mangèrent. Après la soupe, on servit des pommes de terre écrasées, dont tout le monde dut se rassasier, car il n'y eut pas d'autres mets. Ensuite nous bûmes de l'eau à la ronde dans un grand bassin de cuivre, et le repas fut terminé. En nous levant de table, nous allâmes tous auprès du malade, qui était resté couché. Lorsque nous nous fûmes entretenus un instant avec lui, il embrassa ses enfans, et leur mère les conduisit au lit. Aussitôt qu'elle fut rentrée, l'état de son fils ne laissant rien à désirer, je voulus partir, et j'allai passer le reste de la nuit dans la forêt, comme je le faisais ordinairement en visitant ces montagnes.

Le tableau que cette rencontre me fournit de la position des habitans des montagnes du Jura, quoique incomplet, peut suffire néanmoins pour en donner une idée assez juste; et leur misère peut être regardée comme une misère commune aux habitans de toutes les campagnes. Leurs ressources ne sont pas les mêmes; mais tous sont frappés du même dénûment, et le plus aisé n'a souvent que le strict nécessaire. Celui qui exerce la médecine parmi eux, pour le faire avec un cœur satisfait, serait pour ainsi dire obligé de se ruiner; car j'ai remarqué que l'on ne pouvait prescrire un médicament sans remettre en même temps l'argent qu'il doit coûter. Cependant ils font la dépense d'une ordonnance; ils paient même le médecin; oui, mais toute la famille du malade en souffre, et quelquefois, au lieu d'un, on a deux ou trois malades dans la même maison, par les privations que les autres endurent pour subvenir aux besoins du premier qui s'alite. Partout on entend dire : *Ma maladie, celle de mon fils, nous a mis en arrière pour long-temps; encore une comme celle-là, et nous serons tout-à-fait misérables.*

N'est-ce pas pour ces hommes laborieux, et cependant toujours pauvres, que le temple de la santé serait un bienfait des dieux? Avec quel plaisir leurs yeux s'arrêteraient sur un monument qui ne doit leur laisser aucune crainte sur l'avenir, où leurs maux seront toujours soulagés!

Comment cet établissement agrandirait la science.

Les avantages qu'un certain nombre de malades rassemblés fournissent aux progrès de la médecine sont incontestables. C'est au sein des hôpitaux que l'élève apprend son art; c'est en touchant cent fois la douleur, s'il m'est permis de m'exprimer ainsi, que l'on peut espérer d'acquérir le talent de la combattre un jour avec succès. Enfin c'est seulement à leur tête que se rencontrent les hommes capables d'enseigner les règles de l'art de guérir. Ces avantages, que l'établissement proposé partagerait, sont trop bien connus et appréciés de tout le monde pour qu'il soit besoin de m'y arrêter; mais il en est un qui lui serait particulier, que lui seul peut faire naître, et qui les renferme tous; ce serait de rendre la science universelle. Aujourd'hui on peut dire que la médecine n'existe que dans les grands hôpitaux. L'observation seule faisant les vrais médecins, à quelle école s'instruiraient ceux qui vont exercer loin des grandes villes? Des malades épars, mal suivis, ne peuvent suffire au perfectionnement d'une instruction première, quelquefois même fort mal commencée. S'il fallait des preuves pour montrer l'incapacité de la plupart des *guérisseurs*, surtout de ceux des campagnes, on ne serait embarrassé que dans le choix; partout on ne rencontre que des victimes de l'ignorance et des systèmes. Que serait-ce, grand Dieu! si les tombeaux rendaient celles qu'ils renferment! La médecine est une science trop noble, trop utile pour ne pas chercher à l'agrandir. Tous les efforts doivent être réunis pour réaliser les espérances d'une multitude qui s'y confie. C'est en éloignant tout esprit de parti ou de système, en observant de bonne foi, sans prévention comme sans amour-propre, que les médecins se visitant, discutant sur les lieux mêmes tous les cas intéressans de pathologie, parviendront, autant que possible, à placer la médecine parmi les sciences positives. C'est ce qu'il y aurait à espérer de ces nouvelles maisons de santé, formant par leur harmonie un vaste hôpital de tous les hôpitaux de la France.

Après avoir seulement indiqué les avantages que les malades, surtout ceux des campagnes, et la science, retireraient de cet établissement, je vais esquisser la part de la société entière.

En entrant dans le monde, celui qui aime le bien donne aux hommes le salut de paix et cherche à les rendre heureux. Pour y parvenir, il demande avec raison qu'ils soient meilleurs. A cet effet, la vertu leur a été présentée revêtue des couleurs les plus aimables, et d'une manière bien propre à la faire aimer. Ils ont entendu la morale la plus pure, ils ont lu les maximes les plus belles, et tout cela n'a servi qu'à montrer l'impuissance des préceptes et des raisonnemens lorsqu'on a voulu les employer contre la force, qui retient l'homme à ses habitudes vicieuses.

Les siècles ont, pour ainsi dire, changé la nature de l'homme, ou l'ont tellement éloigné de son origine, qu'il n'est plus possible de le reconnaître. Si les moralistes, les philosophes de toutes sortes ont constamment échoué dans le bien qu'ils ont voulu faire, c'est qu'en cherchant l'homme dans le passé, ils l'ont méconnu, et leurs raisonnemens n'ont pu fournir que de fausses conséquences. Au contraire, celui qui cherche à perfectionner les hommes, s'il veut partir d'un point qui le conduise à son but avec un certain espoir de succès, doit s'attacher à les connaître et les voir tels qu'ils se présentent à lui. S'il en est ainsi, comment peut-on raisonnablement espérer que sur simple parole les maîtres du monde vont se dépouiller des avantages accordés à leur fortune, les grands cesser de flatter les passions du prince et de recevoir les adulations de tous? en un mot, les intérêts particuliers seront-ils sacrifiés à l'intérêt général lorsque l'on se contentera de nous dire bonnement : C'est ainsi que les choses doivent être pour notre bonheur et celui du genre humain? Non, sans doute, et jamais, sur mon avis, le voluptueux ne quittera le plaisir, malgré la goutte et l'opprobre qui l'attendent.

Il est bien un moyen de réussir que l'on trouverait dans l'exemple; on en voit la force dans les habitudes bonnes ou mauvaises d'une famille, d'une ville, d'une province ou d'un royaume; partout l'exemple rend d'une pratique générale les modes, les vices et les vertus; on peut dire qu'il est le roi des rois. Mais, quoique l'on rencontre des hommes vertueux dans toutes les classes de la société, ils ne sont pas assez nombreux pour déterminer tout le reste à les imiter. Les préceptes et les raisonnemens, je le répète, ne les multiplieront pas plus qu'ils ne peuvent rendre tous les hommes bons. Personne ne voudra abandonner ses privilèges. Les grands, qui montreraient l'exemple avec tant de succès, resteront avilis, ne le feront pas; au reste, c'est impossible; il est même déraisonnable de l'attendre des hommes tels que nous les voyons aujourd'hui; ce serait les méconnaître tout-à-fait que d'y songer.

Le temps et leurs institutions ont perverti les hommes; le temps et des institutions nouvelles les rendront bons et heureux. On attendra peu de chose des institutions réglementaires ou législatives, qui ne sont elles-mêmes qu'une conséquence des mœurs que nous voulons changer; mais il faudra créer des établissemens dont les effets continus modifieront le moral de l'homme, de la même manière que le climat ou des alimens d'une nature particulière modifient ou changent son physique. En conséquence, ils devront agir sur les sens, qui forment notre raison et nous font ce que nous sommes, et de manière à faire naître des sentimens capables de porter à ce bien que nous cherchons. Le premier des sentimens, celui qui inspire toutes les vertus, est le sentiment de l'humanité, l'amour de son prochain; aussi est-ce celui que l'on doit chercher à développer dans le cœur des hommes. A cet effet, je ne vois pas d'établissement plus heureux que celui qui mettrait à l'épreuve la sensibilité et ce qui reste de bien sur la terre, comme le feraient ces nouvelles maisons de santé répandues dans toute la France.

On aura de la peine, sans doute, à déterminer l'habitant aisé à prendre place dans le temple; mais cependant, lorsque ses avantages seront bien appréciés, avec du temps, du zèle et quelques concessions d'amour-propre, on verra bientôt s'y rendre toutes les classes de la société.

L'établissement ne sera nullement considéré comme hôpital; il appartiendra au canton; chacun en aura une portion : quelle honte y aurait-il à profiter d'un établissement que l'on pourra regarder comme une ressource que chaque particulier s'est ménagée en aidant à le former d'une partie de ses fonds? Ne pourrait-on pas, en effet, le créer par souscriptions? La société ne verrait-elle pas une économie de réunir dans un seul lieu des objets que chacun devrait avoir et qui serviraient pour tous? En réussissant à faire envisager l'établissement comme je viens de l'indiquer, toutes les difficultés qui pouvaient empêcher de s'y rendre sont vaincues, et notre but va être rempli. En effet, ayant trouvé le moyen de rapprocher les différentes classes de la société, on aura bientôt du monde, une société d'amis. Dès-lors plus de haine, plus d'envie; en un mot, plus de malheureux! Un ami est-il jaloux du mérite ou du bonheur de son ami? un ami laisse-t-il souffrir son ami? Pour apprécier les effets de l'isolement parmi les hommes, on peut jeter les yeux sur les grandes villes comme Paris, par exemple, où se remarque une défiance extrême et l'égoïsme poussé jusque dans le plaisir, tandis que l'amour du bien, la générosité y sont à peine connus. On n'aura pas à craindre que ces sentimens nés au sein de la douleur viennent jamais à s'éteindre. Les liens que le plaisir a formés se rompent facilement, et souvent ils se brisent sans laisser de traces de leur existence; mais il n'en est pas de même de l'amitié que des malheurs communs ont fait naître, elle est éternelle comme leur souvenir. Le temps et l'espace ne peuvent séparer deux cœurs qui se sont consolés dans l'infortune.

Les personnes chargées de l'établissement compléteront le bien qu'il doit faire. Le médecin sera profond dans son art; il ne connaîtra ni la haine ni l'injustice; sa pitié lui rendra chers les hommes, et leurs faiblesses trouveront toujours grâce devant sa bonté ; il n'aura point embrassé son état par avarice; le pauvre devant lui sera l'égal du riche, et son cœur bienfaisant, sans autres désirs que le bien, trouvera sa récompense dans le plaisir de le faire. Le dévouement du médecin et le zèle ardent de ceux qui doivent le seconder frapperont bientôt les personnes admises dans l'établissement; elles en sortiront pénétrées d'amour et de reconnaissance ; elles montreront avec attendrissement la place qu'occupaient leurs douleurs; partout, à tout le monde, elles parleront des soins et de la bonté qui règnent dans ce lieu de consolation. Lorsque l'on entendra ces hommes nouveaux répéter ainsi avec complaisance les actions de leurs modèles, on ne croira pas encore qu'ils sont vertueux ; mais en montrant qu'ils n'ont pas perdu le sentiment qui fait aimer le bien, on les verra dans peu mériter les éloges qu'ils se plaisent à prodiguer.

Avant d'amener la société à ce point de perfection, le temple de la santé aura déjà produit d'autres biens; les charlatans de toutes les sortes qui infestent les campagnes surtout, qui ne laissent ni santé ni argent aux malheureux qu'ils dupent, n'existeraient certainement plus. Les cures merveilleuses, les secrets, enfin toutes les superstitions dont l'esprit d'un grand nombre d'hommes est encore pénétré seraient connus et appréciés de tout le monde. C'est après ces premiers bienfaits de l'instruction que l'homme, jouissant alors de toutes ses facultés, se dirigerait sans efforts vers le bien, et qu'il arriverait à cette perfection dont avec raison il faut le supposer capable.

Je dois dire à présent comment cet établissement pourra s'élever.

Il est possible de faire concourir à l'avantage de l'homme ses vices mêmes. Ainsi, en montrant la gloire réservée au fondateur d'un tel établissement, la vanité serait assez flattée pour déterminer quelques-uns à faire graver leurs noms sur le frontispice du temple de la santé. Cependant, aimant à penser que l'amour du bien est seul le mobile du plus grand nombre des actions vertueuses, on verrait bientôt des sociétés formées pour réaliser un projet qui présenterait autant d'avantages. Les fonds que la pitié destine au soulagement du malheureux prendraient la direction que leur imprimerait la vue d'un plus grand bien. De plus, l'état ne pourrait-il pas subvenir dans une entreprise qui l'embellirait en le fortifiant ? Mais toutes les difficultés seraient levées, s'il arrivait qu'un prince, fatigué de plaisir, s'écriât : *vanitas vanitatum, omnia vanitas !* Tous les hommes aiment le bien, tous voudraient être forcés de le faire, lorsque bien souvent ils n'en ont ni la force ni le courage. Ils seront amenés à cette contrainte en dirigeant sur eux les regards de la société, qui ne supporte aucun vice. Si l'on a vu quelques hommes puissans vivre avec impunité dans le crime et les orgies, c'est que la majeure partie de la nation, abrutie et vexée, ne voyait que ses spoliateurs immédiats, sans se douter qu'il existait un centre d'où partait leur misère ; mais aussitôt que la lumière vient éclairer ces lieux de débauche, les traces de leur existence s'effacent et disparaissent comme l'ombre. C'est à l'ignorance sans asile, entraînant dans sa fuite tous les vices, que les hommes devront leur bonheur.

L'établissement serait pleinement entretenu avec un fonds de dix mille francs de rente, en supposant même qu'il renfermât continuellement quarante à cinquante personnes, ce qui n'est guère probable dans une population de huit à dix mille âmes.

Par l'ordre et le désintéressement qui régneraient dans son administration, la dépense de chaque malade ne s'éleverait pas au-delà de dix sous par jour. On ne sera pas surpris du peu que j'assigne aux besoins de la maison, si l'on veut faire attention à la multiplicité des choses que l'on n'aura pas à acheter, et au prix peu élevé des denrées dans la province. On accorderait quelques honoraires aux médecins chargés de l'établissement, jusqu'à ce que l'honneur seul fît aspirer à ce noble emploi. Une louable émulation conduirait bientôt les hommes à ne demander pour salaire que la gloire attachée aux actions généreuses. Les richesses sont inutiles à qui ne doit travailler que pour elle ; et quiconque cherche à laisser une grande fortune à ses enfans veut qu'ils héritent de son or, mais non de ses vertus.

J'aurais pu étendre beaucoup ce sujet, en entrant dans les détails de l'organisation et de l'administration de cet établissement. Il m'eût été même possible d'en augmenter l'intérêt en traitant avec plus de soin et de développement la partie qui concerne les avantages qu'il peut offrir à la société ; mais le temps qui me manque m'oblige à me contenter de cet aperçu, espérant néanmoins que ce que j'en ai dit suffira pour le faire apprécier et servir de point de départ à celui que la bonté de son cœur portera à mieux faire.

PROPOSITIONS.

I.

Si l'on s'était contenté de l'observation sans avoir voulu tout expliquer, la médecine serait aujourd'hui plus certaine dans ses résultats.

II.

La vie n'occupe pas une place unique dans l'être organisé. Chaque organe, et peut-être chacune de ses particules ont un mode d'existence qui leur est propre, et qui constitue pour eux une vie indépendante et complète.

III.

Les maladies d'un système, quoique provenant d'une même cause, ne doivent pas être identiques, puisque les organes qui le composent vivent différemment.

IV.

En médecine, la cause des maladies est un des objets qui mérite le plus d'attention.

V.

Tous les traitemens peuvent se rapporter à deux ordres : ou bien on attaque directement la cause du mal, ou bien on ne s'oppose à ses effets que par des moyens détournés. Dans le premier ordre se rencontrent tous les traitemens empiriques; la médecine rationnelle est comprise dans le second. Les traitemens qui vont à la cause du mal peuvent être regardés comme les meilleurs. L'observation en fait donc la force.

HIPPOCRATIS APHORISMI.

I.

Vita brevis, ars longa, occasio præceps, experientia fallax, judicium difficile. Oportet autem non modò se ipsum exhibere quæ oportet facientem, sed etiam ægrum, et præsentes, et externa. *Sect.* 1, *aph.* 1.

II.

Cùm morbus in vigore fuerit, tunc vel tenuissimo victu uti necesse est. *Ibid.*, *aph.* 8.

III.

Æstate et autumno cibos difficillimè ferunt; hyeme facillimè; deindè vere. *Ibid.*, *aph.* 18.

IV.

Quæ ducere oportet, quò maximè vergant, eò ducenda, per convenientia loca. *Ibid.*, *aph.* 21.

V.

Quo in morbo somnus laborem facit, lethale; si verò somnus juvet, non est lethale. *Sect.* 2, *aph.* 6.

VI.

Qui benè valent corpore, purgatu sunt difficiles. *Ibid.*, *aph.* 37.

www.ingramcontent.com/pod-product-compliance
Lightning Source LLC
LaVergne TN
LVHW052031160826
845678LV00003B/1271

* 9 7 8 2 3 2 9 6 2 4 8 4 6 *